益軒の教えは今も生きているのか それとも死んでしまったのか

貝原益軒翁座像　金龍寺（福岡市中央区）

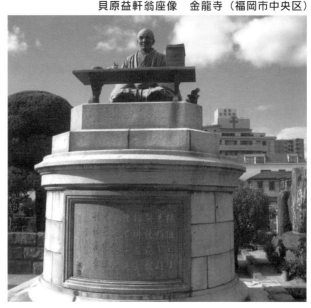

三村　和郎
広瀬病院

古賀　稔啓
広瀬病院理事長、院長

日本医学出版

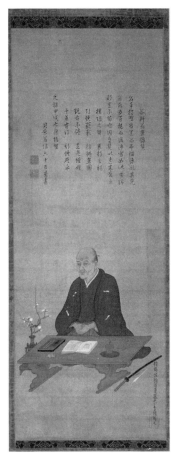

貝原益軒翁の肖像画は益軒の子孫である
福岡市博多区で整形外科医院ご開業の貝原伸紘先生
のご自宅に掛け軸として保存されています
貝原先生の掛け軸像は福岡市博物館にもレプリカとして
展示されています

挿入写真の掲載をご許可していただきました貝原益軒の子孫である貝原伸紘先
生、貝原信孝先生に感謝します。

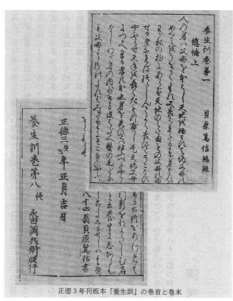

正徳3年刊板本「養生訓」の巻首と巻末

養生訓写本　福岡市博物館所有

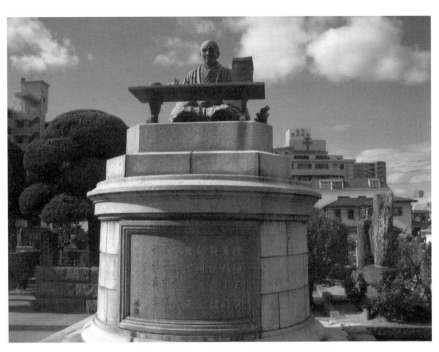

貝原益軒翁座像　金龍寺（福岡市中央区）

はじめに

　益軒は今から350年前、寛永7年に福岡城内で貝原寛斎の5人の末男として生まれました。益軒の号は損軒で、名は篤信といいます。78歳の時、我々がよく知る益軒と改名しています。幼少年期に福岡市東区八木山、前原市など地方に居住したことや青年期の永い浪人生活が，後年の益軒の視野を広げ庶民の生活を考える実学、本草学の基本を作ったと考えられています。19歳の時に黒田藩に出納係として再就職し，京都に数年間留学して多くの朱子学者と交流しています。

　養生訓を理解するには益軒が生き、活躍した江戸時代という時代背景も重要です。

　今からさかのぼること300年前の江戸時代前期は鎖国、藩制度、士農工商という身分制度が安定期にはいる時代ですが、安定はしているように見えるが見方を変えると新しい外来の刺激が失われた停滞、膠着した時代ともいえます。

　それは養生訓の中にも表れる東洋医学の限界である解剖、生理、病理などの考えが乏しいために現在の医学的知識から見れば誤った、不適切な記述が多々みられるのはもっともなことといえます。にもかかわらず養生訓に流れる健康感、我々が感じる安定感は時代を、世代を超え重要なものです。

　1，2巻の最初に書きますが、ここに益軒の儒教、道教思想に裏付けられた健康感が語られます。幸せは人生の晩年におとずれるもので、青年、壮年はその準備をする期間だと教えます。江戸時代の大家族制度は現代の

核家族化、大家族制度の崩壊という現在の家族制度が抱える問題の対極に
あるような気がします。それは老人の生活体験が若年の生活の役に立った
からです。

　また、現代人の問題は生活の変化のスピードの違いでしょう。この移り
変わりの速さについていけない人はこの変化をストレスと感じてしまいま
す。高齢者の場合は影響が強いと思います。一方この変化の速さは老人の
生活体験をあっという間に無価値にしてしまったのです。益軒翁の 83 歳
にあらわした養生訓は彼の提案する健康論を実際に証明しているのです。
自分の実践した健康論ですので説得力があります。

　益軒は儒学者とされていますが彼の実証的な著作から感じるのはもっと
すそ野の広い実学者ともいえる学者ではないでしょうか。幕末に来日した
シーボルトは益軒のことを "日本のアリストテレス" と評しています。ア
リストテレスは若いときに博物学を学び、のちに実践的な哲学を提唱した
ギリシャの哲学者です。益軒は陽明学、朱子学を学びましたが、直情的な
陽明学、当時官学でありましたが概念的な朱子学と決別して朱子学に対し
ては大疑録を表します。

　実学の著作として地理書である筑前国続風土記、本草学、薬学の著作と
しては大和本草があり、思想家というより実学者だったと思います。

　旧態然とした東洋医学の一方、　この時期から半世紀後に表される近代
医学の黎明といわれる解体新書をはじめとした西洋医学が長崎から広がっ
ていきます。事実、益軒が書いた著書の中で医学について記述したのは養
生訓の巻 8 のみではないでしょうか。ではなぜ養生訓は医書として評価
が高いのでしょう。確かに、養生訓、大和本草にみられる益軒の豊かな医
学知識が随所にみられますし、養生訓に流れる健康に対する益軒の一貫し

た世界観を"読む人"が感じるからでしょう。

　私たち現代人は今まで経験したことのない体や心の健康問題に直面しています。この問題を今から約300年前の江戸時代に生きた貝原益軒の指南書、養生訓に従い解決策を考えてみました。

　益軒が生きた江戸時代の庶民と現代人の健康問題は極めてうなずける部分がちりばめられている一方、大きくかけ離れている部分も少なからずあります。そこで養生訓の1巻から6巻に書かれているテーマのなかで現代人に参考になる問題点と対策を提示し、現代に照らし合わせて考えてみました。
　健康の問題に益軒がどういった考えを持っていたのかは非常に興味があり、そのテーマで読み込んでいきました。

　巻1、巻2は総論です。儒教、道教思想に裏付けられた健康感が語られています。
　核家族化、大家族制度の崩壊という現在の家族制度が抱える問題の対極にあるような江戸時代という時代背景。巻1,2は現代人が直面している現代の家族制度に解決のヒントをくれるでしょう。

　巻3、巻4は飲食上、下です。
　テーマ1に肥満、痩せといった問題を選びました。
　太っていることへの認識の変化。当時の美人さんはおかめさん、おたふくさんでした。

　益軒は食事について驚くほど紙面を割いて詳細に書いています。しかし

私はあえて沖縄問題を食事のテーマ２にしました。

"Classical Okinawa Style" と沖縄の今。

飲酒については酒はほろ酔いがよい。煙草は毒である。また男女の交接についても述べています。

巻５は五感です。ストレスなどにさらされる現代人の、心と体の健康をどうして作るか。

ストレスなど体や精神の問題点をテーマに選択しました。

巻６は慎病、択医です。医師の上中下　医師の選択について私は具体例を挙げて考えています。

テーマは彼はどこで気づくべき（だったの）か、我々はどうやって気づかせるべき（だったの）か、また、我々はどうかかわっていくべき（だったの）か、です。

巻７は用薬です。養生訓では、薬の用い方についても、全８巻のうち１巻を使って書いています。巻の冒頭で服薬に対する戒めをじっくり説いた上で、薬の種類や飲み方、煎じ方といったことが、事細かに語られています。

現代医療においても薬は益軒の時代と同様に非常に重要なポジションを占めています。特に糖尿病の治療薬であるインスリンについて解説し論じました。

巻８は養生、育幼です。巻８では子供と老人を大事にする考え方の大事さを考えました。

　儒教、道教思想では幸せは人生の晩年におとずれるとしていますが、現在はどうでしょうか。巻８のテーマにしました。

　なお、本書では益軒の養生訓の私なりの現代語訳の文は　　　　　で囲って"である"文にしています。

2023 年 1 月　　　　　　　　　　　　　　　　　　　　　三村和郎

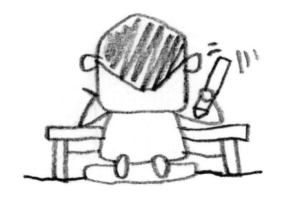

目次

※本書はユニバーサルデザインフォント（誰にも読みやすく、見やすいデ
　ザインが施こされた書体）を採用しています。

養生訓　巻1，2　総論上、下

　総論では83歳になった益軒の健康感が語られます。その内容は驚くほど穏やかな儒教、道教思想に裏付けられた健康感です。文面の根底にあるのは益軒の人となり、江戸時代初期、元禄時代という時代背景、老人を敬う儒教、道教の思想が影響しているのでしょうか。83歳は現代では隠居する年齢です。しかし儒教、道教思想では幸せは人生の晩年におとずれるもので、青年、壮年はその準備をする期間だと教えます。そういう視点で養生訓を読むとその文面の底流に流れる思想がよく理解できます。現代の核家族化、大家族制度の崩壊という現在の家族制度が抱える問題の対極にあるような気がします。

　多くの病は、人それぞれの生活習慣からくるものだ。ゆえに、正しい養生の道が大事である。養生の道とは、日々おだやかに、慎み深く、生き生きと楽しく生活することである。避けられる病気を避け、わが寿命を大切にして、長く楽しめる唯一の方法である。

　心の健康が体の健康である。
　自分の体は自分だけのものだと思い自堕落な生活をしてはいけない。
　体は父と母がこの世に残してくれたものであり、また子に残すものである。だから体を損なったり、若死にしてはいけない。

　太陽に挨拶する。
　朝起きたら、はじめに
　太陽に向かって大声でおおらかに

おはようと挨拶するといい。
それだけで元気が出るものだ [1)8)9)]。

　心はいつも平静であること、怒りや心配事を少なくするのが心の健康法である。惰眠をむさぼらないこと、長く寝るのは血の巡りを悪くする。

　酒はほろ酔いがよく、食事は腹八分目がよい。色欲は抑えるべきである。

　病にかかっていないときに養生は行うものである。

　人は呼吸をして生きている。外の空気と体内の空気は同じものである。

　しかし、体の中に入った空気は汚れる。それを外の清らかな空気と入れ替えるのである。たまには大きく空気を吸い込むといい。

　養生の道とはごく当たり前のことだ。怒らず、心配せず、口数を少なくし、欲を少なくする。これだけのことである。

　元気をなくしてはいけない。

　人は元気を源として生きている。元気を守ることができれば長生きできる。

　流れる水は腐らないーーーーの言葉が言い当てている。

　幸せに長生きしようと思うのが、人の願いであり勤めである。そこが養生の道である。縁あってこの世に生まれてきたのだから、生まれてきたことに感謝し、幸せに長生きしよう。そのためには日々に養生が欠かせないのである。

　人の身は百年を以て期（ご）とす。上寿（じょうじゅ）は百歳、中寿は八十、下寿は六十なり。六十以上は長生なり。

　期（ご）とは期限、最期の意味です。つまり、人の寿命は100歳が上限だといっているのです。最近の日本では100歳を超えて活躍する人が増えてきて注目されていますが、まあ、現代でも100歳程度が上限といえます。江戸時代にして100歳までは生きられると語った益軒は、さすが人の寿命のことがよくわかっていました。

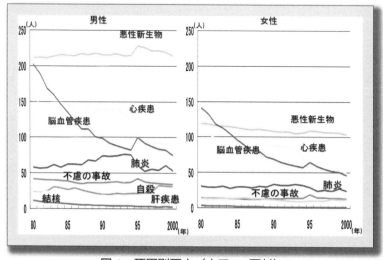

図1　死因別死亡（人口10万対）

　そして"上寿は百歳、中寿は八十、下寿は六十なり。六十以上は長生なり"と続けます。80歳と60歳は確かに節目ですね。私も70歳に近くなり、新たな地平が開けてきた気がしています。江戸時代の人たちの寿命は正確にはよくわかりませんが、益軒は、"世上の人を見るに、下寿をたもつ人少なく、五十以下短命なる人多し"と言っています。

　日本人の亡くなる原因の時代変化を表しました（図１）。1985年は心疾患、脳血管疾患、悪性新生物は日本人の３大死因でありましたが90年代半ばから心疾患、脳血管疾患は激減しましたが悪性新生物の頻度には大きな変化はありません。つまり現代は心疾患、脳血管疾患は予防しうる、治療しうる病気となりましたが、悪性新生物はなかなか減らないのです。

　その意識をもたないといけない長寿時代なのです。

養生訓　巻３，４　飲食上、下

食事への感謝の気持ちは農民が作っていることを忘れてはいけない。

感謝の気持ちを忘れないことだ。

その気持ちが消化にいい。

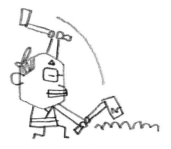

食事の前後に怒ってはいけない。

また、心配事をしたままや、食事の後にも心配をしてはいけない。

食欲は朝、夕に起こる。中年を過ぎると元気が減ってくる。

老人は内臓が弱くなってくる。そのために胃腸を痛めることが多い。

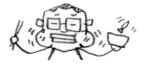

食欲を抑えるには精神力が必要だ。

病気になるのを恐れる気持ちを忘れないようにし食欲を抑えなければならない[10]。

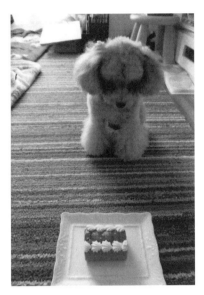

食事を我慢するうちのワンちゃん。
これはお誕生日のケーキを我慢して
いる"ワン"ショットです。

食事はあっさり味でうす味のものがよい。
濃い味や脂っこいものをたくさん食べてはいけない。
生もの、冷えたもの、固いものは禁物である。

吸い物は一椀、肉料理は一品、副食は一、二品にとどめる。
野菜は穀物や肉類では取れない栄養分を補い、消化を助ける。
すべての食品にはすべて役目があるものだが食べ過ぎはよくない。
塩、酒、しょうゆ、酢、生姜、わさび、こしょう、からし、山椒な
どそれぞれの食べ物にあう調味料がある。
味を調えるばかりでなく、食物の毒素を減ずるからである。

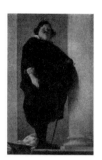 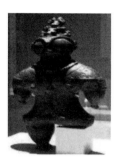

肥満体のトース　　遮光器土偶亀ヶ岡
カーナの将軍　　　遺跡出土
アレッサンドロ・デルボロ作（17世紀）

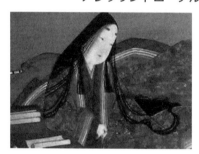 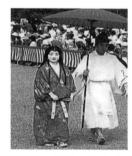

小野小町　　　　　京都葵祭の絶世の美女とされ
　　　　　　　　　た小野小町役のモデルさん

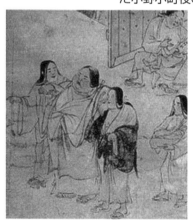

病草紙 "肥満の女"

太っていることへの認識の変化

　昔は遮光器土偶（亀ヶ岡遺跡出土）や肥満体のトースカーナの将軍（ア
レッサンドロ　デルボロ作）にみるように肥満はみんながうらやむ多産、
豊饒、裕福であるしるしだったのです。当時の美人さんはおかめさん、お
たふくさんでした。

　一方現代の若い女性に"やせ"の頻度の高いこと！！

　美人像（美人の認識）も移り変わっているのです。

　しかし現在、若い人だけでなく高齢者でも病的痩せはフレイルと呼ばれ
社会的問題となっています[11]。

　検診の問診に 20 歳台から 10 kg以上体重が増えましたか、という問い
があります。まあママさん軍に Yes の返事の多いこと。

　出産、子育て時期にはその方の適正体重に戻るのですね。もっとも太り
すぎてはだめですが！！

沖縄の失敗

　沖縄は長寿県で知られます。古来の沖縄県人の食生活の健康への利点は
以下のようだといわれています。

① 　白米の摂取量が少ない
② 　霜降り肉の摂取量が少ない
③ 　腹八分目の食習慣が確立している
④ 　規則的な身体運動習慣
⑤ 　先祖崇拝や親類、縁者、地域住民間のネットワークが強固である
⑥ 　生きがいを持っている

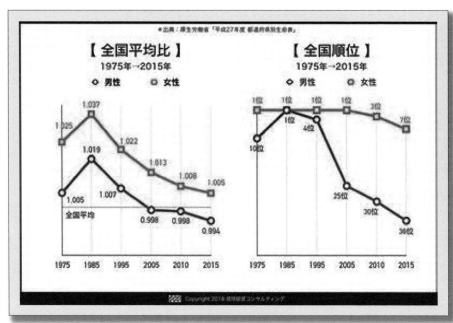

図2 沖縄の平均寿命

　ところが厚生労働省が発表する"都道府県別平均寿命"ランキングにおいて、沖縄県の全国平均比は男女とも下行傾向で、2005年には男性は全国平均を下まわります（図2左）。全国順位は1995年は全国1位だった男性はその20年後は全図25位にまで下がります（図2右）。この現象は"沖縄クライシス"と呼ばれました。2015年以後でもその傾向は変わりません。

　沖縄の平均寿命を押し上げてきた理由は、アメリカの食文化の影響を比較的受けていない75歳以上の世代の人たちの"貯金"によるものでした。65歳以上で見れば沖縄は相変わらず全国第1位の長寿県で、100歳以上の比率も全国第1位です。

　沖縄県人の移民が盛んだったハワイと出身地沖縄とで1982（昭和57年）から1992（平成4年）にかけ琉球大学保健学部、医学部の集団検診"ハワイスタディー"が行われました。検診の平均年齢は60歳代でした。ハワイスタディーの目的は遺伝的に同一の沖縄県人が沖縄の伝統的な食生活、生活習慣を継続した群と、ハワイというアメリカ人の生活の中で生活した群とにメタボの影響はどう表れるだろうかという琉球大学の試みでした。これは成人病は環境でどう変化していくか、さらに沖縄県は本土と異なった疾病構造を有し、かつ長寿県であることがどう変化していくかを解明するというトライアルです。

　ハワイスタディーの結果
　沖縄在住の県人と比較してハワイ在住の県人は
● 　血清脂質の総コレステロール、中性脂肪値が有意に高く
● 　血圧は低いが心電図上の虚血性心臓病の頻度が高い
● 　さらに空腹時血糖値からでもハワイ在住の県人の高血糖がうかがわれる

　まさしく"沖縄クライシス"と言われる状態はその30-40年前の1982からの10年間に行われたハワイスタディーで、すでにみられるではないですか。
　しかも現在、メタボ、"沖縄クライシス"で苦労している沖縄県人は当時は30歳代でハワイスタディーの対象ではありません[4]。

　現在、定年前（65歳以前）に死亡する割合は沖縄県男性が全国第1位、糖尿病が死因となる割合も男女とも全国第1位、心筋梗塞が死因となる割合も沖縄県女性が全国第3位、脳出血が死因となる割合は沖縄県男性が全国第3位です。

　さて、沖縄県はファストフード天国と言われます。1975年、沖縄県が男女ともに"長寿日本一"になりましたが、終戦後、約40年の食生活の変化によって沖縄県民の健康は、急激な変化を受けました。これは、伝統的な沖縄の食文化が破壊されてしまった結果です。沖縄の伝統的な食事は、白飯の制限、脂質の少ない肉、野菜、豆腐、魚、そして腹八分目のご飯の量でした。これが、現在ではファーストフードチェーンのハンバーガーやフライドチキン、オニオンリングやフライドポテトなどすべて内地の1.5倍はあるアメリカサイズです。そして、沖縄の高脂肪、高カロリー食の極みが、米軍基地などで働く日本人従業員が好んで食べる通称"Aランチ"（図3）。これは、大きなプレートに分厚いランチョンミート、その下にトンカツ、更にハンバーグが大盛りで盛られた定食で、熱々の白飯に、器に盛られたマーガリンを大量に混ぜ合わせて食べる習慣もあると

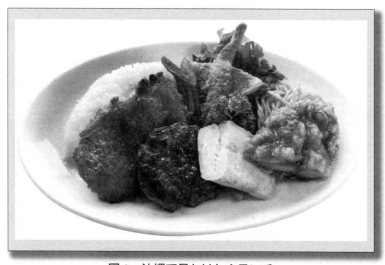

図3　沖縄で見かけたAランチ

か。さらに食物中に動脈硬化を引き起こしやすい質の悪い劣化（酸化）コレステロールがあり、長期保存や過度の加熱によって増加します。

　沖縄では、摂取エネルギーに占める脂肪の割合が、60年前から一貫して国平均より5-6％高く、30％を超えて欧米並になっています。沖縄では、これらにより、肥満から糖尿病、心臓病へと進む欧米型の疾病構造へと変化しつつあります。原因は食環境、運動環境双方にありそうです。沖縄県人の古来からの食環境は東京銀座にマクドナルド1号店が出店された1972年から20年も先行した終戦直後から米国の高脂肪、大量消費型の食文化が流入し、壮年世代、還暦世代を中心に、特に男性の大血管障害の急増が目立ちます。また、鉄道を持たない沖縄県は車での移動は必須であり、運動不足も深刻な問題です。温暖な気候は生活リズムが夜にシフトし、生活リズムの問題も内在しています。

　このように終戦後70年が沖縄に微妙な食環境、健康環境に変化をもたらしているようです。

　それをハワイスタディー、厚生労働省の警告、沖縄クライシス、そして平均寿命の変化が教えてくれます。

　100歳以上の住民の数が全国第1位、同様に定年前（65歳以前）に死亡する割合が全国第1位の沖縄の健康環境は少子高齢化とともに、将来の日本の"健康"を教えてくれるのではないでしょうか。

　沖縄で起きている事態が今後、日本全国に波及する、いわば"ジャパンクライシス"に突入する前兆だと見られています。事実、厚生労働省の2010年の国民健康・栄養調査結果によると、肥満率1位の沖縄45.2％を2位の宮崎が44.7％と猛追しています。

飲酒、喫煙

益軒は飲酒については比較的寛容です。

酒は美禄という言葉がある。少し飲めば陽気を補助し、血気をやわらげ、食気をめぐらし、愁いを取り去り興を起こして大変に役に立つ。さらにたくさん飲むと酒ほど人を害するものはほかにない。ちょうど水や火が人を助けると同時に、よく人に災いをもたらすものである。

少し飲めばためになり、たくさん飲めば害になる。

酒は朝夕の食後に飲むなら害はないがその間の空腹時に飲むと害になる。

朝の空腹時に飲むのはもっとよくない。

酒は百薬の長である。

それはほどよく飲んだ時のことである。度を過ぎれば酒は百毒の長と知るべし。

運動

益軒は運動については飲食の巻4下でさらりと記述しています。きっと車も公共機関もない江戸時代に運動についてとりたてて解説することもなかったのでしょう。

毎日少しずつ運動すればよい。血行が良くなり病気にかかりにくく

なる。運動は散歩するだけでも良い。健康は保てる。

　若い人は食後、軽い運動をするようにする。しかしきつい運動はよくない。

　老人も自分にあった運動をすればいい。

　食後、同じ場所で座り続けたりすると消化しにくいので良くない。

　現代人はともすると運動不足に陥りやすい。そこで我々が指導している運動の仕方、目安など運動指導の一部を紹介します[17]。

　最初に自分の運動習慣を確認し、生活の基本運動量を増やします。まず1週間の運動量を万歩計で測ってもらってください。

1日目	2日目	3日目	4日目	5日目	6日目	7日目

　あなたの1週間の平均歩数＿＿＿＿＿歩

　あなたの歩数にばらつきはありませんか。また、あなたの一日の歩数はどれにあたりますか。丸をつけてみてください。

　歩く習慣のない人＿＿＿＿＿＿＿＿＿＿＿2000歩

　平均的な運動量の人＿＿＿＿＿＿＿＿＿4000 − 6000歩

　よく歩く人＿＿＿＿＿＿＿＿＿＿＿＿＿＿10000歩以上

　バス停をひとつ手前で降りて歩く、エレベーターでなく階段を使うなどの工夫をしてください。そしてあなたの基本運動量を2週間ごとに10%

ずつ増やしていってください。

　でも運動不足の人が急に運動を始めると運動中の突然死というアクシデントが起きることもあります。

養生訓　巻5
五感　ストレスの解消法

　若いときの体力に過信しないことだ。年を取って健康でいられるように注意すべきだ。
　年を取ってから健康に注意するということは金があるときに散財し、貧乏になってから節約するというようなものだ。

　いつも完全無欠を求めていると疲れるものだ。自分が多少とも気に入るものがあればそれでいいのではないか。

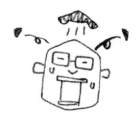

　ストレスとは、外部からの刺激を受けたときに生じる身体の緊張状態のことです。外部からの刺激には、環境的、身体的、心理的、そして社会的要因があります。私たちの周りにある変化は刺激ですから、実はストレスの原因になります。
　ストレスを受けていると何かのストレスサインが私たちに出ているものです。まずは自分のストレスサインを知っておくことが大切です。そし

て、そのサインが出ていないかどうか、ときどき自分の心と体の状態を観察するようにしましょう。自分のストレスに気づけるようになると、休息を取る、気分転換をするなどのセルフケアが早めにとれるようになります。

　糖尿病の患者さんの場合はストレス解消法が自分が一番欲しいと思う食欲に置換される方が少なからずいらっしゃるのは苦笑してしまいます。

　しかし、益軒のいう五感、ストレスの解消法はまさしく現代人の直面するストレスと類似し、ストレス解消法も近似していると思われませんか。

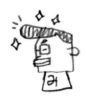

養生訓　巻6　慎病、択医　病気になったときの養生訓

　病気になってから治療するのはつらいことだ。

　賢い人は病気にならないように努力する。

　病気を治療するよりも楽なことを知っているからだ。戦わずして勝つということだ。

　町に暮らす人々は多く神経を使うし、多忙であるから病気にかかりやすい。

　病気でなく栄養剤や薬を飲む。病気でもないのに、栄養剤や薬を飲むのはよくない。

　病気になったら病人になりきらなければいけない。

　多くの病は、人それぞれの生活習慣からくるものだ。養生の道とは、日々おだやかに、あやまちのないように，行動を控えめに慎み深く、生き生きと楽しく生活することである。

　避けられる病気を避け、わが寿命を大切にして、長く楽しめる唯一の方法である。

　保養の道は、おのずと病を慎しむのみならず、又、医をよくえらぶべし。

　天下にもかえがたき父母の身、わが身をもって、庸医（ようい）の手にゆだねるはあやうし。

　医師の上中下
　医師には上中下の三種がある。
　上医は知識と技術を持っており、
　それによって病気を治療する。いわばこの世界の宝である。
　下医は知識も技術も乏しい。それゆえにむやみに投薬して誤診することが多い。
　中医は知識や技術は上医に及ばないが、薬をむやみに使用することがいけないのを知っている。
　中医は自分の知らない病気は治療できないし、しないのである。

　名医がいないとき
　病気にかかっても名医がいないときは薬を飲まず、ただ病気が治るのを待つべきだ。

　医者を選ぶこと（択医）
　患者は自分で自分にとって最も適切な医師を選ばなければならない。医師は病気に立ち向かうよりも、病人という一人の人間に立ち向かって治療せよ。

生気ある目をしている人

　生気ある目をしている人は長生きであるが、それがない人は短命である。

　病人を診察する時はこのことを忘れてはいけない。

　益軒は養生訓の巻第6のなかに"択医"という項目を設けて、医者を選ぶことの大事さを説いています。それだけではなく、どういう医者が良い医者であり、悪い医者はどこがダメなのかについても、繰り返し語っています。"択医"の冒頭は次の言葉で始まります。

　"保養の道は、自分から病を慎しむのみならず、又、医をよくえらぶべし"自分で病気に気をつけるだけでなく、良い医者を選べというのです。続けて、かけがえのない父母や自分をやぶ医者の手にゆだねるのは危ない、そういうことは父母には不孝で、子や孫には不慈悲だと言い切っています。

　また、"医をえらぶには、わが身医療に達せずとも、医術の大意をしれば、医のよしあしをしるべし。たとえば書画をよくせざる人も、筆法をならいしれば、書画の巧拙をしるが如し"とも言います。つまり、医者を選ぶには、医術の大体を知っていることが必要だというのです。それは、筆法を学んで知っていれば、書画の巧拙がわかるのと同じだというわけです。

　今ではインフォームド・コンセントという言葉が使われるようになり、患者自らも医療の内容を理解して、患者の側から治療法を選択するようになってきています。益軒は江戸時代にすでに、患者が医術を知ることの大事さを説いているのですからさすがです。

　益軒は良い医者と悪い医者を"君子医"と"小人医"という言い方でも区別しています。

　君子医は患者のために働く。人を救うことに専念するのである。一方、小人医は自分のために医業を行う。わが身の利欲をむさぼって自分の身を肥やすことに専念して、患者を救うことは二の次だ。

　医は仁術というではないか。人を救うことを旨としなければならない。人の命は極めて重い。病人を決しておろそかにしてはならない。これこそ医師たるものの本分である。

　小人医は、その医術の評判が高くなれば、誇り高ぶって、ややもすると貧賤なる病人をあなどるものだ。これこそ医の本分にもとること、はなはだしきものだ。

　益軒先生は医者の良し悪しについては、ずいぶんとはっきり色分けしたものです。江戸時代は、こうした考え方が実践されていたのでしょうか。

　現在の医療もまだまだ理想には程遠いのです。残念なことに、患者さんの抱く生きる苦しみ（悲しみ？）に思いを馳せ、そっと寄り添う医師が少ないことは間違いありません。本来、医療とは人間同士が互いに寄り添う行為としてあるべきなのです。益軒はこうも言っています。

　医は、仁心を以て行うべし。名利を求むべからず。病おもくして、薬にて救ひがたしといえども、病家より薬を求むるならば、多く薬を

あたえて、其心をなぐさむべし。

医者を選ぶこと

　現代の情報社会では我々は自分で最も適切な医師を選ばなければならないし、選ぶことが可能です。私は医師は病気に立ち向かうよりも、病人という一人の人間に立ち向かって治療すべきであるということを語るにはYS 氏の話が一番いいだろうと考え、私と YS 氏の苦労話を以下に記します。

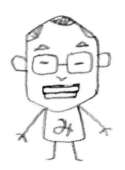

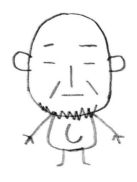

彼はどこで気づくべき（だったの）か

　彼は当時まだ診断が確立していなかった、LPL（リポプロテインリパーゼ）部分欠損という体質の家系でした。この体質はがんばっても太るし、中性脂肪は高くなり、催動脈硬化作用も普通の方と比べれば強く出ます。眼科の先生からもこんなに早く網膜症が悪くなる方はなにか特別な代謝系の問題点があるはずと指摘されていましたーーー。それなのに彼がただの食べ過ぎのメタボではあまりにも悲しい。

　彼は10歳で肥りはじめています。16歳の体重が116kgでした。

　彼の話です『私は大学を卒業して半年もしないで倒れました。たぶんもっと以前に糖尿病はあったのでしょうが、倒れたときは血糖値が1000mg/dl以上ありました。3日ぐらい昏睡状態でした。のどが渇く直前まで症状は全くありませんでした。のどの渇き

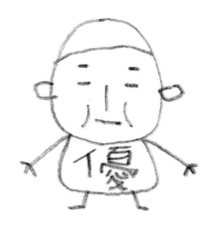

は突然くるのです。朝、突然、今日はのどが渇くなと感じるんです。そこで水を飲むでしょう。のどの渇きがよくなるかと思うとまだ乾いているのです。またもう一杯水を飲みます。2，3杯水を飲むと飽きるじゃないですか。そうすると冷蔵庫からジュースとかを出して飲むのです。1L飲んでも、2L飲んでものどが渇くのです。これは本当に突然起こりました。これだけ飲めば当然何度もトイレに行きます。電車にのっても2回も3回も駅で降りてトイレに行くんです。でもまた、のどが渇くんです。なぜこうなったかの事情もわかりませんし、当時は自動販売機でお茶など販売

していませんでしたのでジュースを買うわけです。この繰り返しが1日、2日続きました。そしてあっという間に倒れました。当時、家族に糖尿病の患者は一人もいませんでしたので自分が糖尿病であるなど考えもしませんでした。』

　彼は東京の専門病院に入、通院しますがアルコール多飲、食事コントロールができない彼に主治医は手を焼いています。

　A病院への紹介状にある"どうも動機付けの悪い"患者さんを紹介しますという表現に主治医の苦渋がよくわかります。

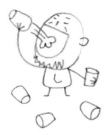

　肉食族の白人は5000ccのポンテイアックエンジンを持っているようです。草食族のアジア人はスバル360ccエンジンのようでメタボの程度が軽くても代謝異常が高頻度に起きるようです。

我々はどうやって
気づかせるべき（だったの）か

A病院での治療の失敗

　彼は32歳の時、福岡に帰ってきます。　当時私はA病院に勤務していたので手元に紹介状がありました。紹介状の内容を要約すると

- 肥満を元にした2型糖尿病。摂食量は2,700から3,800kcalであった
- 清涼飲料水ケトーシスを2度起こしている
- 合併症は出現していない
- 紹介時のHbA1c 12.2%、コレステロール値220mg/dl、中性脂肪値1454mg/dl
- 患者さんの治療の基本は食事療法と運動療法であるので教育入院を勧めるも患者さんは受診しなかった経緯がある

　受診時腹痛があり血中中性脂肪値が2000mg/dl以上（正常値150mg/dl以下）と高値を示し膵炎を疑い各種の検査をしましたが、大きな異常はありませんでした。結局A病院の主治医群は減量ですべての結果がよくなることで"治療は減量しかない"と判断してしまいました。
　"糖尿病の治療"はともすると相手のプライドを傷つけてしまうことがあります。彼いわく"血糖コントロールがよくなっても少しもハッピーと感じなかった"
　"こんなに食事制限をして、無理して運動もしても少しも楽しくない"
　"外来待ち時間は長いし、いつも怒られるし、答えはそこしかないと言

われる"

"できないあなたが悪いのだ"と。

－－ 我々は家族性の LPL 部分活性欠損家系と判定できた時、その体質の意味をきちんと彼に伝えられただろうかー

太りやすい原因は家族性の LPL 部分活性欠損症と判定できたのですから同じように食べても異常のない友人より太りやすい体質を持っているからこそ、食事に注意しなければいけないことを納得させられたか。

－－ 我々は毎月一日をつぶして外来に来る患者の苦痛を理解していたかー

A 病院の外来は金曜日の午前中しか受け付けてくれないのです。旧態然の非常に不自由、非効率的なシステムでした。若い者はついて行けませんよ。ぴりぴりした神経障害を感じるようになってきたので我慢していましたが主治医の先生も転勤になって若い先生になったので病院を替わりました。3 年間で主治医が 3 人以上代わるし、指導も違いますからね。患者はかなり戸惑うのです。

B 病院の失敗

彼は自宅近隣の病院に転院しますが、病院は不定期受診を許してしまっています。定期的検査を怠っています。彼はそこに甘えてしまいました。まさしくマクドのドライブスルーです。

6 年間 B 病院に通院しますが、HbA1c 値は 11% から 13% に逆戻りし、体重もまた元の 90kg に戻ってしまっています（ただし当院受診時は HbA1c 値は 14% で、体調がよほど悪かったのでしょう、81kg に落ちて

いました)。コレステロール値は 500mg/dl(正常値 200mg/dl 以下)、中性脂肪値は 3000mg/dl(正常値 150mg/dl 以下)になっています。合併症は神経障害と、次第に出現した網膜症ですが、これも検査はされていないのでいつ悪化したのかは判然としません。

　彼は実は臨床現場でよくみる例で、定期受診がないので主治医がきちんと説明できません。定期検査も自信を持って勧められません。彼はそこに甘えてしまっています。

　彼の話"B 病院は近くだから選びました。B 病院は看護師さんが処方と検査を出すのです。主治医の先生とは会わないで素通りということも何度もありました。検査がないので待ち時間が短いことは助かりました。電話で連絡して取りに行くと薬局に準備してあるので、インスリンをもらって受付で料金を払えばおしまいです。助かりますが A 病院と勝手が違うのでいいのかなとは思っていました。そこの病院には眼科があるのですが検査もなかったです。採血はまあ 3 ヵ月、半年に 1 回ぐらいで、当時 HbA1c もその場で測定できませんので 3 ヵ月、半年前の検査データを見せられてもぴんと来ませんよね。通院をはじめて 4 年ぐらいしたら何となく目がかすんできたのでさすがに心配になってきて、A 病院時代にかかっていた H 眼科病院を受診してひどくしかられてすぐ内科に行きなさいと言われ入院したわけです。つまりこのころからこれでいいのかと感じはじめました。"

　HbA1c(ヘモグロビン A1c)はあなたの体温と思ってください。
　正常値 4.6-5.6% 34 度から 36 度 正常体温です。
　合併症が進行しない値 6.5-7.0%、36.5 度から 37 度少し熱っぽいけどがんばって仕事はできます。

ちょっときついな　8.0%　38度です。病院にいって診てもらおうか。
ウーンだるい　10.0%　40度の発熱です。
点滴の一本も必要かな。

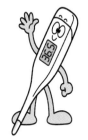

我々はどうかかわっていくべき(だったの)か

　糖尿病のような慢性の疾患の治療は本人がその気にならなければ空回り
してしまいます。患者さんは漠然とした病気への恐怖感は持っていますが
具体的に踏み出せるかどうかは別問題です。YSさんの治療はまさしく、
このジレンマとの戦いでした。その場、その場に立ち会った医師は自分な
りの言葉で患者さんに語りかけています。患者も恐怖感が強い時期は同意
しますが、長続きはしません。専門医は自分の腕の見せ所ではがんばりま
すが、ある時期からあっさりと患者さんから手を引きます。残されるのは
同意していない患者と糖尿病などの慢性疾患を担当している医師で、多く
の医師が途方にくれます。

　ある意味で聞き飽きた糖尿病患者数の増加ですが、失明の原因、あるい
は透析の原因の一つが糖尿病です。現在2000万人超の、ある時点で高
血糖を指摘されたり、治療を勧められた（糖尿病）患者のうち加療を受け
ている、定期的検診を受けている患者さんは400万人ほどに過ぎませ
ん。わかりやすく例えたら20人の子供たち（患者さん、予備軍）がい
て、授業についていってくれる子供（受診されている患者さん）は4人

に過ぎないということです。残りの16人の子供たちは、はなから登校拒否（受診しない）、授業には出るけど先生の話は聞いていないのです（糖尿病、他疾患で検査は受けているが糖尿病について関心がない）。たった4人が学校の授業（診察）についていっているだけです。3人は物分りのいいどこにいってもうまくいく子供たち（病識のきちんとある患者さん）、1人はこのままいくと落第するかもしれないと心配している子供（合併症が出現している患者さん）なのです。

　糖尿病の早期発見、早期治療が盛んに提唱されていますが、実はいろいろの合併症を併発してくる患者さんはこういった患者さんです。彼らは"ともすると"身勝手で、なかなか言うことを聞いてくれません。しかしつき放したら、また失明患者さん、透析の患者さんを増やすことになるのです。

　糖尿病治療という誰でもできそうですが、治療、指導がいかに考えさせられる部分を持っているか一緒に考えてみましょう。

見過ごされた下降線

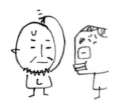

　眼科できついお灸を据えられ、自分の心配が真実であるのを自覚して入院の診療情報書を持ってYSさんが私の前に、"そう"　10年ぶりに現れ

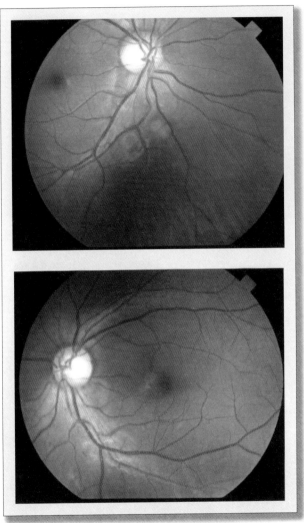

図4　平成4年の眼底写真所見
平成4年初診時の眼底写眞
視力 0.02、0.04（0.08、0.08）
平成4年の網膜症の状態は単純網膜症といって小さな眼底
出血が反復します。小さい出血はやがてなくなるものが大
部分ですが、少し大きな出血は沈着（硬性白斑）を残します。

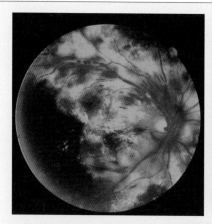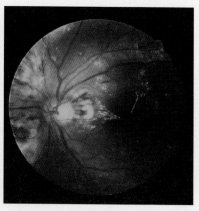

図5　平成10年の眼底写真所見
平成10年の眼底写眞の所見はすでに網膜は委縮し、眼底
は明るさをなくしてしまっています。

ました。かかりつけはすぐ目と鼻の先の総合病院です。曰く "怖くなっ
て、先生がここに赴任されたと聞いたので来ました" と。私は検査が終了
するとその合併症に思わず "ふー" ため息をつきました。

　私が久しぶりに彼に会ったのは平成10年6月8日です。当時のカル
テにはこう私の走り書きがありました。

　20年前頃糖尿病発症。約10年前にA病院に入院。以後は外来に不定
期に通院していた。インスリン注射をしていたが20-30単位くらい打っ
ていたように思う。最近4－5年はB病院にてインスリンを処方しても
らっているが時間、単位数もまちまち（3日空けて打つ、朝、夕一定せず
単位数もまちまち）に自己流で注射していた。

　眼がかすんできたので眼科病院を受診して右眼は網膜症にてほとんど失

明、左眼もかなり進行しているといわれた（図4、5）。手足のしびれあり。腰背部痛がある。自律神経障害も出現して下痢、便秘を繰り返す。尿の回数はインスリンを打たないときは夜間尿3－4回ある。左足のこむら返りもあった。

　今回の受診は仕事にもめどが立ってきて、週2－3回でも通院ができるようになったから受診しましたとのこと。さらに6ヵ月前から眼もかすんできて心配になってきましたとカルテの問診票には書いてありました。気づきの第1歩でしょう。でも第1歩にすぎません。現在、彼には"健康な状態を維持しないと仕事ができない"という現実があります。すなわち、はじめて医療側と患者側の"目的？？"が一致しました。

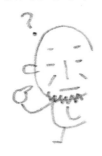

芽生えた自覚と葛藤

　私はインスリン量がまちまちなのでとりあえず、食事を一定にしてインスリン量をいじらないようにしてもらいました。元々アルコールは飲まなかったはずなのに習慣というのは恐ろしいもので今では毎日ボトル半分は飲めるようになったそうです。
　生化学検査結果は半分が異常値でHbA1c値は14.2%です。何とも気が重い治療です。どこまで改善が可能なのだろうか。彼の気力は以前のよ

うに前向きでいてくれているだろうか。二人の共同作業を受け入れてくれるだろうかと考えていました。

医師、コメディカルの役割

　現在、当時と違い血糖値、HbAlc値はその場で結果が出ます。彼が通っていた病院の失敗は医師を経由しないで処方をしてもらったり、検査も半年も受けなかったりしていたことです。しかも糖尿病専門病院ではないのでHbAlcは外部の検査機関に委託していました。その場で結果が出ないので、患者さんは数ヵ月前の結果を今更聞いても自分の糖尿病コントロールを教えてくれるわけではないのだから、患者さんは治療を受けていると実感するわけがありません。賢明な病院、診療所なら受診の1週間くらい前に検査だけできてもらって診察の時にそのデータを患者さんに示し、薬を処方することもできたはずです。食事と関係なく血糖測定をしても血糖値は大きく変動し、何をみているのか全くわからないことになります。これでは医師、患者の良好な関係は構築できません。 毎回関わる医師が違えば医師もたとえ検査データが悪くても積極的に指導をするのをためらわれるでしょう。しかも指導の内容はその医師、その医師で違ってくるのは当然です。HbAlcの読み方も違ってきます。たとえ値が悪くても前回のデータがしっかり把握できていれば時にはほめてあげることも可能なのです。当院での私の治療は同じデータでも時にはほめたり、時には叱ったりしました。けして、彼を一方的に叱ることはありませんでした。

　実はこんなエピソードを彼が披露してくれました。私が赴任する前に彼は当院を受診しています。いくらか不安があったからだったからでしょう。ところがそのひどいコントロールを叱られたらしいです。彼はきっと

値が悪いだろうから相談しようと勇気を持って受診したのにその"勇気"を評価されずに当然叱られました。彼はやはりだめな病院でも叱られない分あっちの方がまだましだと考えてすぐ元のだめ病院に戻りました。また、彼は自分の健康への"重要な気づきのチャンス"をこの時もみすみす逃してしまいました。

　私は辛抱強く定期受診をしてくれること、努めて食事量、食事時間、運動量を一定にすること、自己血糖測定をして現在の糖尿病状態を理解してくれることと、勝手にインスリン量を変更しないことなど現状を受け入れてくれる勇気を持ってもらうことを約束してもらいました。次第にHbA1c値はゆっくりと低下してきましたが、私は焦りませんでした。HbA1c値が9％台になったのは受診し始めて半年もかかりました。眼があるので1ヵ月に1％ずつ下がるように考えていました。何せ受診時のHbA1c値は14％台なのだから！！

　そうこうしているうちに、恐れていた硝子体出血をきたしてしまいました。まじめに眼科にも通っていたので早期に発見され、硝子体出血の治療のため入院を眼科から打診されました。これが当院への第1回目の入院です。約1ヶ月の入院で血糖値を安定化させ、眼科に硝子体手術のため転院されました。しかし、出血は吸収しましたがさして視力は改善していなかったと彼は告白しています。その落胆は私にも伝染しました。

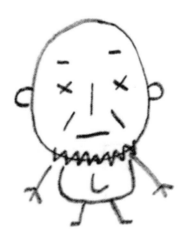

あまのじゃくの気持ち

　彼は平成 11 年に網膜症の右硝子体出血のための手術をします。平成 14 年冬には急性心不全のため呼吸困難が出現します。右冠状動脈閉塞（発症がはっきりしない陳旧性心筋梗塞）による心不全でした。平成 15 年春には腎不全急性増悪に伴う心不全、不整脈が出現したので透析用のシャント作成し、数ヵ月後には血液透析が開始されました。糖尿病腎症はある時期を超えると直線的に低下していきます。その低下の傾きは 1/Cr というグラフで表現され、過去の血糖コントロール度で傾き度は相似して低下していきます。彼の現在の腎機能低下度で下がり続けて Cr 値が 2 を超えた時点から、彼の生活、糖尿病コントロールがよほど変わらない限り彼が透析に至る時期は推測でき、残念でしたが透析が導入されました（図6）。

　彼は水分摂取を制限できないため透析時間と除水量が多く、透析時の血

圧低下、起立性低血圧、時には除水が十分でないため呼吸困難が反復していました。始終、咳発作を繰り返していました（図7）。

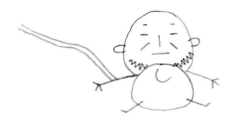

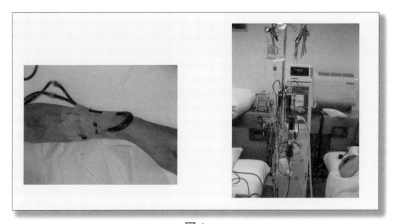

図6

人生のパートナーとしての家族の役割

"家内とは昔話のように同等のスタンスで語れます。家内は若かった時も理解していてくれたはずだし、今も理解してくれています。いざ視力が

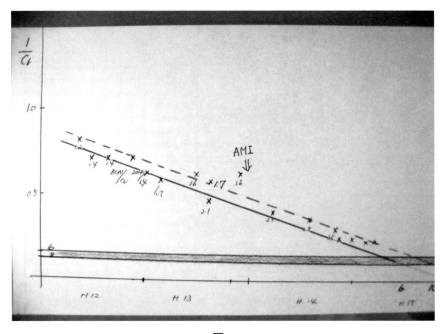

図7

　落ちてきて、透析も考えないといけないとわかりましたらかなり緊張しましたよ。今後どうしようかとか、今後どうなるのだろうかとかーーーー。

　でもね、こんなもんですよ。目が見えなくなって、透析の人はもうだめかと周囲は勝手に判断します。若い頃の仕事中心の考え方は自分にとってベストの選択です。そんなに休みを取っていてーーほかのスタッフと対等に自分の主張ができますか。会社でもいいアイデアがあるのに"休みがちとなると、ボツ"になるのだから厳しいです。

　またフィーリングが合わない指導は難しいです。言っていることは正論なのですが納得しない。実に勝手なことを言っていると感じますが、これ

が現実です。この病気は、早期は全く症状がないようなものなのでフィーリングが合わないと絶対に病院に行かないのですよ。癌などと全く違いますね。風邪なんかも明日の仕事を考えたらいやでも、点滴の一本を打ってもらいますよね。糖尿病はインスリン注射打っても治りませんよね。そして1型と違って2型は少々乱暴な生活をしてもまず、何ともないからよっぽど症状がひどい人や、病院通院が苦にならない人、几帳面な性格とかでないと通院はなかなか続かないですね。私の場合はフィーリングが合うというのが大事でした。だから嫌いな人は全くだめなのです。"

　わたしは外来であまりしかりません。何かいいところを見つけてほめてあげます。2型は修正可能なのです。だから修正可能なものを探し出してあげます。主治医は患者さんの手助けをするのが仕事です。2型糖尿病の場合は希望がありますよね。患者さんは血糖値が下がり出すと楽しくなるのです。でもちょっと気を許すとまた悪化する繰り返しです。

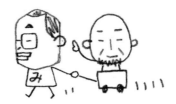

　"貯金って苦しいじゃないですか。だけど0が増え始めると楽しくなりますよね。あれと一緒です。僕は成長期で70kg台の体重はなかったですね。今度減量していますが90kgあった体重が今は、とうとう70kg台です。これは楽しいですね。貯金が少し貯まった状態なのです。そうしたらもう少し貯めようかなと言う気になります。何か達成感を感じたらやる気が起きてきます。"

医師は目標設定をしてあげればいいのですね。

"目標は自分が心底納得しないとだめですね。実現不可能な目標もだめですね。以前、三村先生に私たちは best な治療を目指すのではなくて、better な治療方法を探すスタンスだから治療が続いていますと言いましたよね。あれは2型糖尿病の人に向けて言ったのですよ。best を求めていたら続きません。

どうして受診がいやかというと、やはり結果が怖いからです。できたらほめられたいのです。反対に自分が今は調子がいいはずだと思っていてももしかすると "いやそんなことはないよ。どうも悪化の兆候がありますよ" と言われるのも怖いのです。調子が悪いときに的確な指摘は納得できるし、指摘されるとある意味ほっとするわけです。人間の気持って不思議です。でも自分の心配した結果について的確な指摘がないと患者はある意味がっかりします。"

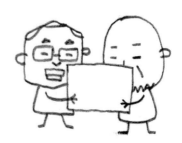

"患者は何が不安で、何を求めて来ているかを医師は最初に感じないといけない"。医師には "患者の不安を聴く耳と不安に答えることば" が求められています。だめ患者を見捨てないでほしいと思います。もちろん生活習慣病の治療は患者さんの努力、工夫が足りない場合も多いですがある部分で医師の目と耳の幅の広さで患者の "気づきの "芽をはぐくんであげ

ることだってあります。かかりつけ医は患者さんを守ってあげてください。専門医は時には厳しく叱ってあげてください。

養生訓　巻7　用薬、薬の考え方

　養生訓では、薬の用い方についても、全8巻のうち1巻を使って60項目にわたって書かれています。巻の冒頭で薬に対する戒めをじっくり説いた上で、薬の種類や飲み方、煎じ方といったことが、事細かに語られています。

　江戸初期の益軒の時代の日本の医学は、隋・唐（6世紀末〜7世紀末）から伝来した中国医学に始まります。中国医学は鍼灸、本草学が基本で現代の西洋医学とは一線を画します。しかし益軒は現代につながる医療の心構え、服薬の姿勢を微に入り、細に入り記述しています。

> 自然に治る病気がある。
> 養生とは、生まれ持った寿命をそのままで保つことである。
> 薬はむやみに飲まない。
> 薬は体の調子に合わせてうまく使わないと、いくら良い薬でも毒になる。また合う、合わないものや副作用があるものだ。
> 薬を飲むときは医師に従うことだ。
> また生まれ持っている寿命を延ばすための薬というものはない。
> しかし薬や鍼灸はよほどのことがない限り使わない方がよい。

　益軒は明代（1368 ～ 1644）の医者、劉仲達（りゅうちゅうたつ）の "鴻書（こうしょ）" を引用して "病になって、もし名医に出会わないときは、薬を飲まずに、ただ病が癒えるのを静かに待つのがいい。自分の身を愛し過ぎて、医者の良否を選ばないまま、みだりに早く薬を用いてはいけない" と説き、"病の災いより、薬の災いの方が多い。薬を用いずに慎重に養生を行えば、薬の害はなくて、病は癒える" と言います。

　薬には毒の面があるとの考えから、薬よりもまずもって養生をと主張しています。

　さて糖尿病治療の柱は食事と運動であることに異論はないでしょう。さらに我々の高齢化も避けられないことで薬物療法が提案されるのですが、その種類たるやいったいどういった尺度で薬を処方したらいいのだろうかと悩むほど多数の薬があります。このことは皮肉にも絶対に効果があるという薬がないことを意味しています。唯一の特効薬は1型糖尿病へのインスリン注射くらいのものでしょうが、インスリン製剤も千差万別で医師のさじ加減によりけりです。

　各種の検査によって糖尿病の患者さんの病態もかなり詳しいところまでわかり、その方の適した最善の処方が選択できるようになりつつありますが、治療の柱の食事、運動をきちんとなされていなければコントロールはどうしようもないことは今も変わりありません。

　食事、運動の養生、服薬だけではうまくいかない糖尿病の究極の治療にインスリン注射があります。インスリンの発見は不治の病に苦しんでいる人への光明になりました。

　ここでインスリンの発見とインスリン治療、インスリンの自己注射への理解、認知についてお話ししましょう。

　インスリンは 1921 年にカナダのトロントでバンティングとベストに
よって発見されました。膵臓を全摘したビーグル犬マージョリーに、膵臓
からの抽出物を注射すると血糖値が 2 時間で 50% 下がることが確認さ
れ、マージョリーはその後 90 日間生存しました（図 8）。そしてインス
リンは I 型糖尿病患者トンプソン青年に試験的に使われ、みごとに血糖
が下がることが確認されたわけです。この若きカナダの青年たちにより発
見されたインスリンは 1922 年より臨床応用され、I 型糖尿病患者治療
の福音となったわけです。

　I 型糖尿病患者はインスリンが発見されるまでは飢餓療法、糖質制限療
法など限られた治療法が選択され平均余命は I 年半でしかありませんで
した（図 9）。

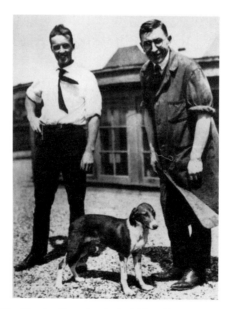

図 8　バンティング　ベストと実験に使われたビーグル犬

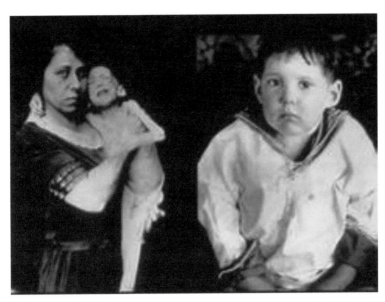

図9　インスリンが臨床応用された初期のⅠ型糖尿病患者の治療前後の写真

日本におけるインスリン治療の柱である、患者さん自身によるインスリンの自己注射への理解、認知
"野"に一輪の"花"を

　私の母の生家は熊本県益城町、私たち家族が住んでいたのは熊本市東区健軍です。私たちも熊本地震で散々な目にあいました。さて、実家の父の書斎の掃除をしているときに偶然にも行方不明となっていたDVDを見つけだしました。4年前に亡くなった父の偲ぶ会を開催した時、ある1枚のDVDを焼き参加者に配りました。それは約40年前の1973年（昭和48年）6月放送されたNHKテレビ番組 "ニュース特集" かくれた難病

～小児糖尿病～という NHK 特集番組です。"ニュース特集"は、当時の
NHK の看板番組、ゴールデンタイムに毎週一本（30 分番組）放送されて
いました。

　当時、日本においてインスリンの自己注射は医療人でもない人が注射
（医療行為）をするということで、医師法第 17 条に抵触するので認めら
れないばかりかインスリン注射に関わる費用は健康保険が適応されず、す
べて自己負担という"患者さんがおきざりにされた"、"医療の荒れた野"
のような状態でした。患者さんは毎日かかりつけ医のところに行きインス
リンの注射を受けていました。そこで日本糖尿病協会の会長、副会長、患
者の会の代表は厚生省に 10 万名の署名を持って陳情に行きました。特集
はこの陳情などを編集した番組です。この放送が端緒となり、小児糖尿病
の存在が広く全国に知られることになりました。

　その一方で、インスリン自己注射にある試みが 1973 年（昭和 48 年）
に始まりました。それは"長野方式"というもので、医師は外来診療で
400 単位が入ったバイアルから処方どおりのインスリンを患者さんに打
ち、残りを廃棄という形にして患者さんはそのバイアルを持って帰って自
宅で自己注射をしていました。しかし 5 年後に厚生省が知るところとな
り"長野方式"は禁止されました。

　しかしこのことなどが 1981 年（昭和 56 年）に厚生省　園田　直大臣
を動かしインスリンの自己注射は認められました。あの陳情からなんと 8
年もたっているのです。このように"原野"に一輪の"花"を咲かすのは
極めて困難なことでした。先人のご苦労に頭が下がります。

　このようにインスリンの発見は不治の病と言われた 1 型糖尿病に苦し
んでいる人への光明になりました。しかし人の心の進歩は実にのろいもの
ですね [4)、12)]。

養生訓　巻8　養生　育幼

老人が尊ばれる社会　幸せに長生き

　日本人の平均寿命が令和2年に公表され、女性は87.74歳、男性が81.64歳といずれも過去最長となりました。余命も長くなっています。平均余命とは、各年齢の人が将来平均して生きられる年数のこと。例えば、いま50歳の女性なら平均余命は38年。60歳男性なら21.6年になります。

　幸せに長生きしようと思うのが、人の願いであり勤めである。それこそが養生の道である。縁あってこの世に生まれてきたのだから、生まれてきたことに感謝し、幸せに長生きしよう。そのためには日々に養生が欠かせないのであるのに養生を怠り、欲望のまま行動し、身を滅ぼすのは愚かである。

　長生きして人生を楽しむことを心がけるようにする。あたりまえのことだがそれを行うのが養生の道だ。
　悪事を働かず、善行を楽しみ、人としてのただしい道を歩むこと。
　病を避け、健康でこころよいことを楽しみ、長生きして人生そのものを楽しむようにすることだ。

　長寿時代の現代では難問が新たに生まれてきました。それは高齢者医療費の高騰です。必然的に医療費の自己負担率がどんどん上がっています（図10）。

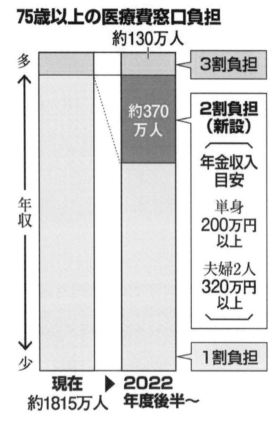

図10　75歳以上の医療費窓口負担

　核家族化は医療費高騰に拍車をかけてしまいそうです。江戸時代と違い現代人は長生きするのも考えもののようです。

　この章に益軒の儒教、道教思想に裏付けられた健康観、日本人が古来から持っていた家族観が語られます。儒教、道教では人生の幸せは晩年におとずれるもので、青年、壮年はその準備をする期間だと教えます。大家族制度は現代の核家族化、大家族制度の崩壊という現在の家族制度が抱える

問題の対極にあるような気がします。日本にある老後の過ごし方には定年前は大都市に住み、定年後は住み慣れた出身地に転居するという形でしょうか。同居は難しいですが近隣に居住するという形でしょう。両親の、親族の住む地域に過ごしていくという話は多く聞くことです。都会には旧来の大家族制度はなくなったかもしれませんがまだ日本には形を変えた地域包括制度、隣組制度、町内会が残っているのでしょう。政府は 2005 年から団塊の世代が 75 歳以上となる 2025 年をメドに、地域の実情に応じて高齢者が住み慣れた地域で自分らしい暮らしを人生の最後まで続けられる "地域包括ケアシステム" を整備しようと計画しています。

この高齢者問題の対応は各国で微妙な違いがあります。その一極にあるのが北欧で確立した高齢者、介護医療でしょう。その基本は老人と子供は国の宝だという考え方です。高額税負担と、高福祉制度です。スウェーデンでは手厚い福祉を受けることができます。ただここで大事なことは高齢者は国の宝、国が庇護するものなので家族の養育、介護の責任はかなり軽いものです。

同様なシステムがアメリカにもあります。Continuous Care Retirement Community (CCRC) といいます。退職後に自宅を処分しコミュニテイの住宅を購入して住むのです。これは本人の財力などで対応は微妙に違います。介護が必要な時期になったら今度はその自宅を処分しコミュニテイの中の集合住宅（これは日本でいう介護老人ホームに当たるのでしょう）の食事、医療が完備した施設に居住します。

また、現代人の問題は生活の変化のスピードの違いでしょう。この移り変わりの速さについていけない人はこの変化をストレスと感じてしまいま

す。高齢者の場合は影響が特に強いと思います。この変化の速さが老人の生活体験をあっという間に無価値にしてしまったのです。江戸時代は鎖国、藩制度、士農工商という身分制度が安定期にはいる時代ですが、安定はしているように見えるが見方を変えると新しい外来の刺激が失われた停滞、膠着した時代ともいえます。

最後に養生訓の締め

最後の章は益軒の物事に対する雑多な印象が並びます。

酒と茶は性格が反対である。
酒を飲めば気が立ち、茶は気を落ち着かせる。
酒を飲めば眠くなるし、茶を飲めば眠気はなくなる。

日本人は"水と空気と健康"は自由に手に入るものだと考えているのではと心配しています。それなりの健康への準備が必要です。

車だって車検があります。人間の体も"健康検診"が必要なのです。病気は健康の交通事故ですから、ご自分が体をしっかり整備しないといけないのです。

私ももう"築60年を超えた"お家です。多少の"梁のゆがみ"もありましょう、"瓦のずれ"もありましょう。しかし大変な修理になる"雨漏り"は起こさないように準備すべきです。

煙草は毒である。
煙を吸い込むと目が回り倒れることもある。

習慣になれば害も少なくない。益もあるといわれるが、害のほうが多い。

病気になったり、火事になったり心配事が増える。

習慣になると煙草をやめられなくなり、家計にも負担をかける。

一時の浮気が人生を破壊する。

少しだけならと思っても、とても大きな害につながらないとは限らない。

性欲を自制する。

若いときは性欲が強いから自制が必要だ。

食欲と性欲は人間の欲望の最も強いものだ。

自制するのは難しいがしないといけない。

　養生訓のなかで食養生と共によく知られているのが性養生でしょう。本来、中国の養生の教えには三つの柱があり、最初に気功、次に食養生、最後に性養生が来ます。ところが、中国でも性養生については、あまり語られなくなってしまいました。益軒が唐代以前の医薬書の集大成といわれる"備急千金要方（びきゅうせんきんようほう）"を引用して性養生についてしっかり説いているのはさすがです。しかも、益軒は22歳も若い奥さんと84歳（数え年）になっても仲睦まじく暮らしていました。奥さんが先立ち、1年たたずして益軒も亡くなります。実践を踏まえた教えだけに説得力があります。60歳半ばを超えることになった私も学ぶところ大です。

　"40歳を超えると血気がようやく衰えるので、精気をもらさないでしばしば交接しなさい。こうすれば元気が減ることがなく、血気はよく循環

するので体に益になる”というのです。

　男女の交接

　男女の交接は、20才で日に何度、30才で日に何度、──────（と微にいりに細に入り指導して）、最後は、60歳以上はしないほうがいい。しかし、人それぞれの体力や体調の違いなどがあるから、すべてこれが正しいというわけではないと、締めています。

> 　四十以後、血気ようやく衰ふる故、
> 　精気をもらさずして、只しばしば交接すべし。
> 　如此すれば、元気へらず、血気めぐりて、補益となる。

　今日の医学から見て、この回数に根拠を見いだせるかは疑問ですが。

　最後にハーバード大学の栄養学教授の Jean Mayer 博士の“ふふふ”と納得する逆説養生訓（1970）です。

　早いところ厄介払いをして、気楽な未亡人になりたい人のための亭主を早死にさせる十か条

- 夫を肥らせなさい。25kg肥らせたら10年早く自由を手にできます。
- 酒をうんと飲ませなさい。亭主が強い酒のグラスを干したら、すかさず何度でも満たしてあげることです。おつまみをしこたま出すこともお忘れなく！
- とりわけ大事なのは、夫をいつも座らせておくことです。散歩に行こうなどと言い出したら、楽しみにしているテレビがもうじき始まりますよと注意してあげなさい。水泳やテニスなどをやりたがったら、いい歳をしてとからかいなさい。
- 霜降り肉のような飽和脂肪酸をたっぷり含んだ食事を腹いっぱいあげなさい。コレステロールは天井知らずに上がります。
- 塩分の多い食べ物に慣れさせなさい。血圧が上がったら塩分をより多くして血圧をもっと上げてやればよいです。
- コーヒーをがぶがぶ飲ませなさい。濃いコーヒーは代謝を乱し不眠症にすることもできます。
- タバコをすすめなさい。タバコは未亡人志願者の最良の味方です。
- 夜ふかしさせなさい。深夜番組を見たり頻繁にお客を招待したり訪問したりすると夫はくたくたに疲れます。過労と睡眠不足は夫を早くあの世に送ることになるようです。
- 休暇旅行に行かせてはいけません。
- 最後の仕上げに終始文句を言っていじめなさい。お金と子供のことがうってつけの話題です。

補注

原発性高脂血症　LPL 部分欠損症

　LPL 欠損症は常染色体劣性遺伝を示し約 50 〜 100 万人に 1 人とされる。血清トリグリセリド値の上昇が主要な臨床所見である。血清トリグリセリド値が 1,000mg/dl を超えると急性 膵炎の発症リスクが高まる。

医師法第 17 条

　医業について医師法第 17 条に "医師でなければ、医療行為をなしてはならない" と規定されており、医師（医師免許を持つ者）以外が行なうことを禁止している。

引用、この項目に関連し理解を深められる文献

1．貝原益軒　養生訓　松田道雄

2．貝原益軒の養生訓　ジョージ　秋山

3．貝原益軒　西日本人物誌　岡田武彦　西日本新聞社編

4．私の軌跡　三村悟郎

　　　　インスリン自己注射

　　　　ハワイ　スタディーの思い出

　　　　老人医療を考える

5．僕たちが病気になったときいったい何を思い　何を考えたのだろう
　　三村和郎

6．2型糖尿病で苦労しているYS氏に学ぶ　三村和郎 糖尿病マスター

7．高齢者糖尿病患者の食事療法に対するアンケート調査　福島伸子

8．日本のアリストテレスといわれた江戸時代の大学者　貝原益軒
　　井上　忠、小山　泰

9．貝原益軒養生訓　貝原守一

10．不養生訓　ときめきのススメ　帯津良一

11．老年医学における Sarcopenia Frailty 葛谷雅文

12．野に1輪の花を　三村和郎　福岡県医報　熊医会報

13．日本のアリストテレスと言われた江戸時代の大学者　貝原益軒
　　西日本シテイ銀行編

14．ズバッと本音で医師と患者の糖尿病トーク　三村和郎　波多江伸子

15．糖尿病治療の手引き　日本糖尿病学会編

16．糖尿病食事療法のための食品交換表　日本糖尿病学会編

17. 発見　筑紫の歴史　時空の旅人　貝原益軒　JCOM

JCOM　ホームページ　htttps://www.jcom.co.jp 発見！筑紫の歴史　時空の旅人｜J:COM チャンネル

JCOM に契約されている方は "発見　筑紫の歴史　時空の旅人　貝原益軒" を検索しますと益軒と養生訓の番組を視聴できます。

イラスト

原図とアイデア　三村和郎

アレンジ　キシモトケン　（DOBLE CIRCLE）らデザイナースタッフ

謝辞

挿入写真の掲載をご許可していただきました貝原益軒の子孫である貝原伸紘先生、貝原信孝先生に感謝します。

本書の出版にあたって矢野茂孝先生、まゆみ先生（もりの木クリニック）にコメント、助言をいただきました。

貝原益軒年譜

儒学者　実学、本草学者

18歳で福岡藩に仕える

筑前国続風土記	1688	（58歳）
花譜	1694	（64歳）

70歳で役を退き

菜譜	1706	（76歳）
大和本草	1706	（76歳）
和俗童子訓　子供、女性向けの書物	1710	（80歳）
養生訓	1712	（83歳）

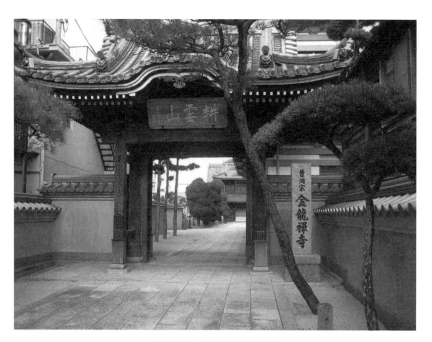

金龍寺　福岡市中央区

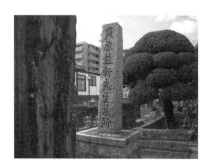 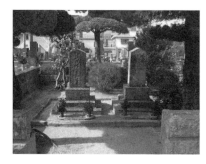

貝原益軒　享年 85 歳の墓
東軒婦人　享年 62 歳の墓
（金龍寺）

おわりに

　私たち現代人は肥満、運動不足、ストレスなど今まで経験したことのない体や心の健康問題に直面しています。この健康問題の現状と対策を今から約 300 年前の江戸時代に生きた貝原益軒の指南書、養生訓に従い体や心の健康の問題、その解決策を養生訓の教えと対比し考えてみました。

　江戸時代の儒学者貝原益軒は福岡藩士　貝原寛斎の五男として生まれました。貝原益軒は膨大な本草学（現在の薬学）の大著、大和本草、儒教と道教に基づいた心身の健康法を説いた養生訓、幼児教育の重要性を説いた和俗童子訓など、現代にも通じる人生の指南書を数多く残しています。

　養生訓は約 300 年前江戸時代前期、元禄の時代に貝原益軒が 83 歳の時にまとめられた書物で今でも日本人に愛読される書物の一つです。また養生訓は養生書であり医学書です。
　この養生訓が画期的だった点は当時の医学書は漢字で書かれていたため、庶民が読むことは困難でありましたが、養生訓はおそらくかな交じり文で書かれた最初の医学書ではないかと思います。文章は平易で養生全般について書かれています。読んで感じたことはおそらく、重複する文章が少なからずあるので長く益軒が書き溜めていた養生の仕方を１冊の書物にまとめたものと思われます。ただし、テーマは同じでも書き留めた年代、年代で微妙に表現が違ったりしています。

　東軒夫人との結婚
　益軒は 39 歳の時、秋月藩士　江藤弘道の娘の当時 19 歳だった初と結

婚します。初のお兄さんは医者で、江戸からの帰国の時益軒と一緒だったので話がまとまったとの逸話が残っています。初は病弱で益軒はかいがいしく面倒を見たそうで"用薬日記"などを表しています。

　同時に医学書を読破し、本草学に親しむ益軒の眼には当時の東洋医学の論述は実際的でなく、非論理的であると映ったであろうと思われます。

　東軒夫人が62歳で亡くなると益軒も後を追うように1年を経ずして85歳で亡くなっています。二人のお墓は福岡市中央区金龍寺に祭られています。

　もう一つ強調しておきたいのは益軒が高齢であれだけの著作を残した、残せた社会基盤についてです。益軒の理想とする生活環境は人間の幸福は晩年に訪れるものだという考えです。若年と壮年時期は晩年の準備の時代です。ところが現代の家族制度は"家を支え、家族を盤石にする親子関係"を確立するという考え方がなくなってしまいました。これには現代の核家族化、現代の価値観の変化の速さが益軒の時代と大きく相違し、家庭での高齢者の居場所を奪っていっています。

　また、養生訓はいかに健康的な精神状態を維持して生きるかという一貫した世界観で貫かれています。

　養生訓はそのような幸福な老人の健康論です。そういった読み方で養生訓を読めばもっと養生訓を楽しめるのではないでしょうか。

　本書は父　三村悟郎と私の親友であり先生であったYS氏に捧げます。

　2023年1月　　　　　　　　　　　　　　　　　　　　三村和郎

三村和郎略歴

1982 年 3 月：久留米大学医学部卒業
1984 年 4 月：九州大学大学院博士課程入学
1988 年 3 月：九州大学大学院博士課程卒業
1988 年 7 月：門司労災病院内科勤務
1990 年 6 月：九州大学医学部第三内科助手
1994 年 2 月：スウェーデン イエーテボリ大学留学
1997 年 6 月：福岡市医師会成人病センター部長
2003 年 4 月：福岡市医師会成人病センター副院長
2013 年 4 月：福岡市健康づくりサポートセンター・センター長
2015 年 3 月：三村かずお内科クリニック院長
2022 年 5 月：広瀬病院、もりの木クリニック

賞罰
1999 年　福岡県医師会長賞
2007 年　福岡市医師会成人病センター学術奨励賞

古賀稔啓略歴

1982 年：久留米大学医学部卒業
1996 年：久留米大学外科学講師
2001 年：医療法人社団広仁会 広瀬病院院長
乳腺外科・一般外科

資格・認定・所属学会
　・日本乳癌学会乳腺専門医／指導医
　・日本外科学会専門医
　・マンモグラフィ読影認定医
　・日本医師会認定産業医
　・世話人（福岡乳腺懇話会、九州乳癌研究会、九州乳癌懇話会、筑後地
　　区乳腺カンファレンスなど）
　・患者様のつどい主催（乳癌患者の会）
　・オレンジの会（遺族会）
　・福岡市乳がん検診部会会長

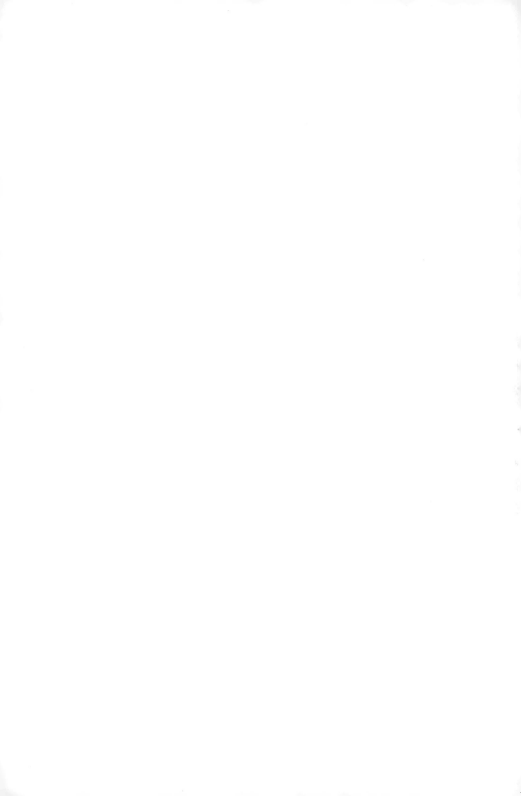

益軒の教えは今も生きているのかそれとも死んでしまったのか

発　行　2023 年 3 月 1 日　初版第 1 刷発行

著　者　三村和郎、古賀稔啓

発行人　渡部新太郎

発行所　株式会社日本医学出版
　　　　〒113-0033　東京都文京区本郷 3-18-11　TY ビル 5F

電　話　03-5800-2350　FAX　03-5800-2351

印刷所　モリモト印刷株式会社

ISBN974-4-86577-054-4

乱丁・落丁の場合はおとりかえいたします。